ATLAS ICONOGRÁFICO DE LA ANATOMÍA NORMAL DE UN CUERPO HUMANO

Serie Ciencias de la Salud en la Historia

INTRODUCCIÓN:

A lo largo de la historia se han documentado innumerables intentos de la ciencia de hallar una explicación a las enfermedades y patologías que afligen al hombre. No obstante, durante mucho tiempo, sólo el hecho de hacer una autopsia para estudiar el cuerpo humano, podía considerarse un acto blasfemo y criminal, penado con importantes sanciones, por lo que la medicina y el método científico estuvieron relegados, en el mejor de los casos, a la clandestinidad.

Afortunadamente, a partir del Renacimiento, esta tendencia cambia, Dios deja de ser el centro de todo el pensamiento humano y el hombre ocupa su lugar. Con el paso del tiempo, van apareciendo obras médicas impensables en la Edad Media y paulatinamente, se van desentrañando los misterios del cuerpo humano.

En el siglo XIX, se publicaron numerosas obras que describían con gran detalle la anatomía y fisiología humana, entre ellas la obra a la que está dedicada esta publicación, uno de los mejores estudios anatómicos del cuerpo humano, elaborado por Sigismond Laskowski en el año 1894.

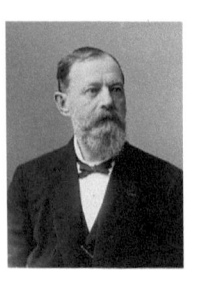 Sigismond Laskowski (1841-1928), nacido en Varsovia (Polonia), estudió medicina en la Academia Médica y Quirúrgica de Varsovia y en la Universidad de Cambridge (Reino Unido), reconocido en 1864 por la descripción del método de la glicerina fénica y su uso en el embalsamado de cuerpos y conservación de piezas anatómicas.

Por este invento recibió 3 medallas, 2 de ellas en las Exposiciones de París en los años 1867 y 1878, y la segunda en la Exposición de Cracovia en 1869.

En los años 1869 a 1875 fue profesor asociado de anatomía y cirugía en la Facultad de Medicina de París. En 1871 participó en la Guerra Franco-Prusiana como cirujano en jefe de un hospital de campaña.

Después de 1875 fue exiliado y se trasladó a Ginebra, invitado por el Consejo de Estado. Ahí fundó el Museo Anatómico de Ginebra y fue miembro de la Liga Nacional en el período de 1895 a 1910.

En 1900 la Universidad de Cracovia le otorgó el título de Doctor Honoris Causa como miembro honorario de la Sociedad de Poznan de Amigos de la Ciencia

Las siguientes imágenes, además de la portada, ricamente ornamentada y decorada con la tipografía de la época, se corresponde con uno de sus trabajos más representativos y cuyo título da nombre a esta publicación, el ATLAS ICONOGRAPHIQUE DE L'ANATOMIE DU CORPS HUMAIN NORMALE (Atlas Iconográfico de la Anatomía Normal de un Cuerpo Humano).

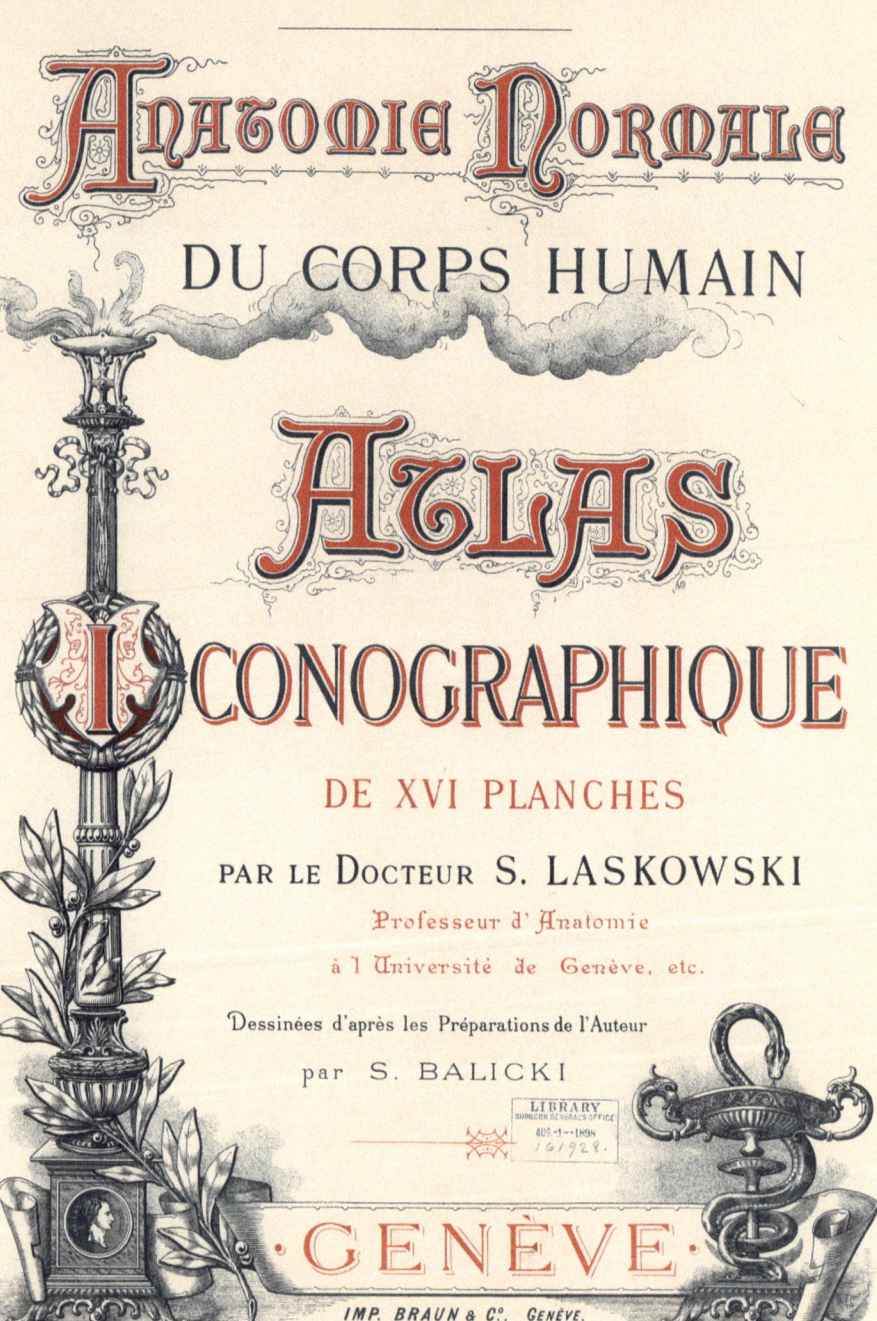

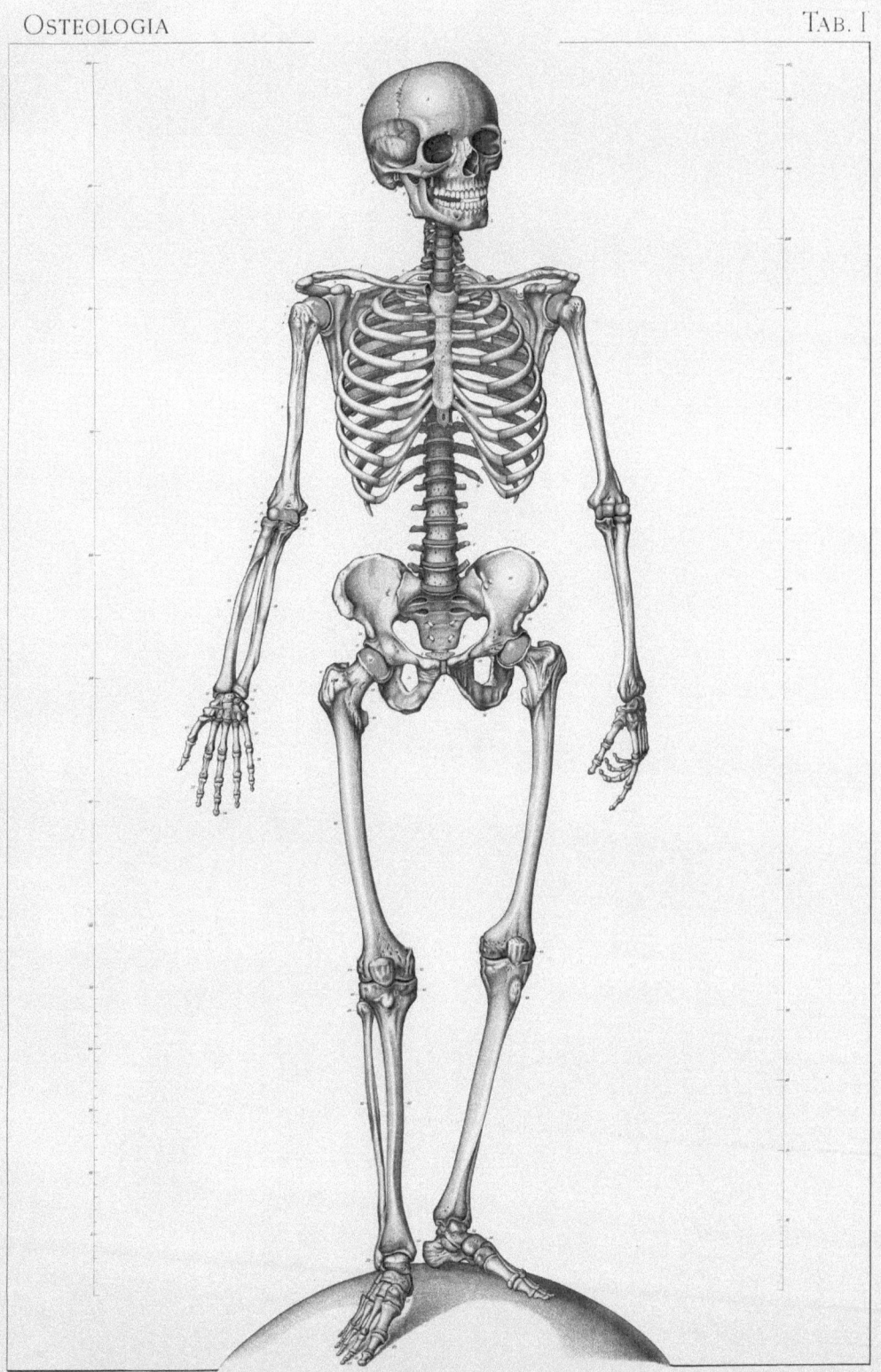

OSTEOLOGIA TAB. II

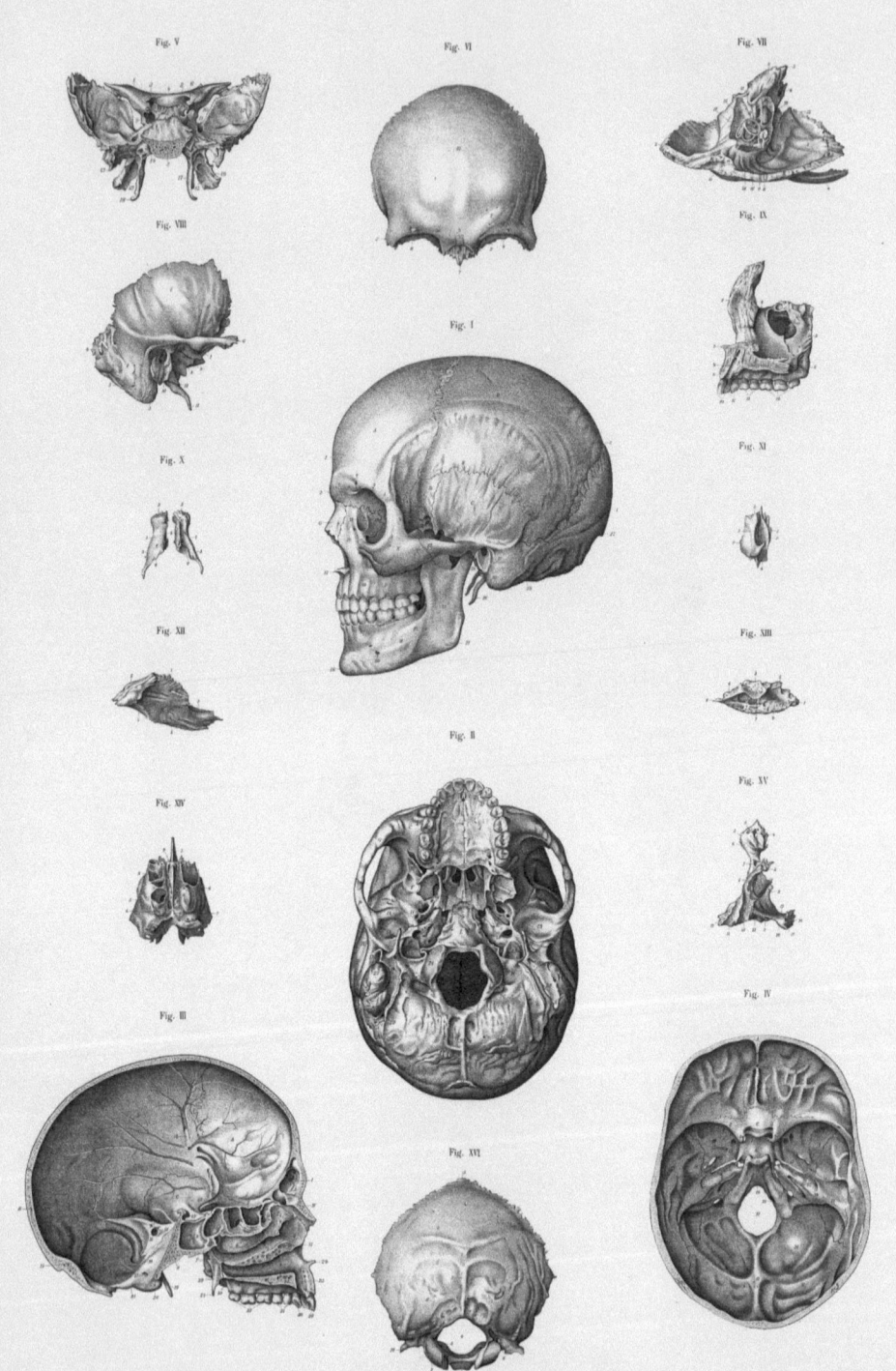

OSTEOLOGIA

TAB. III

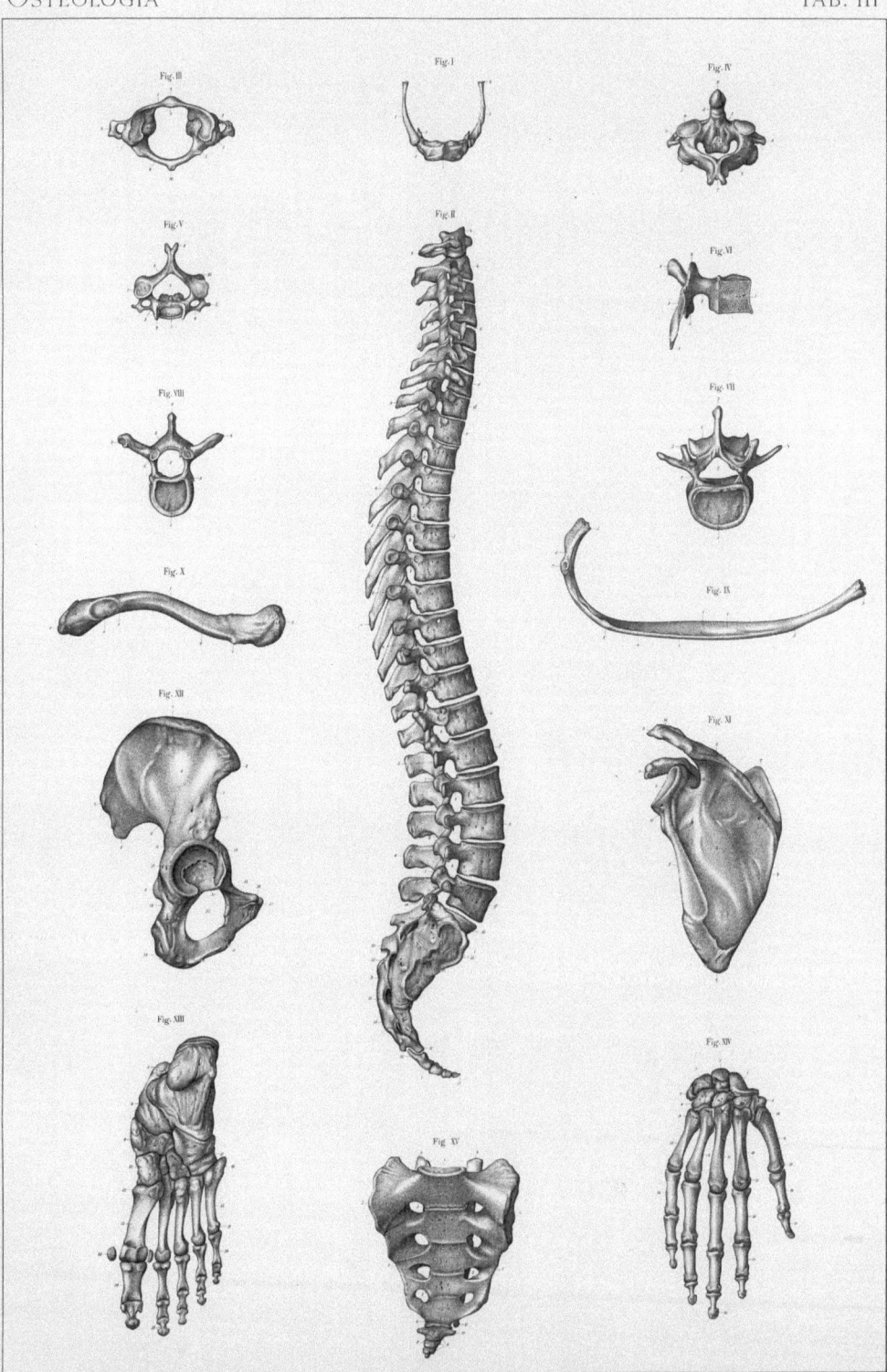

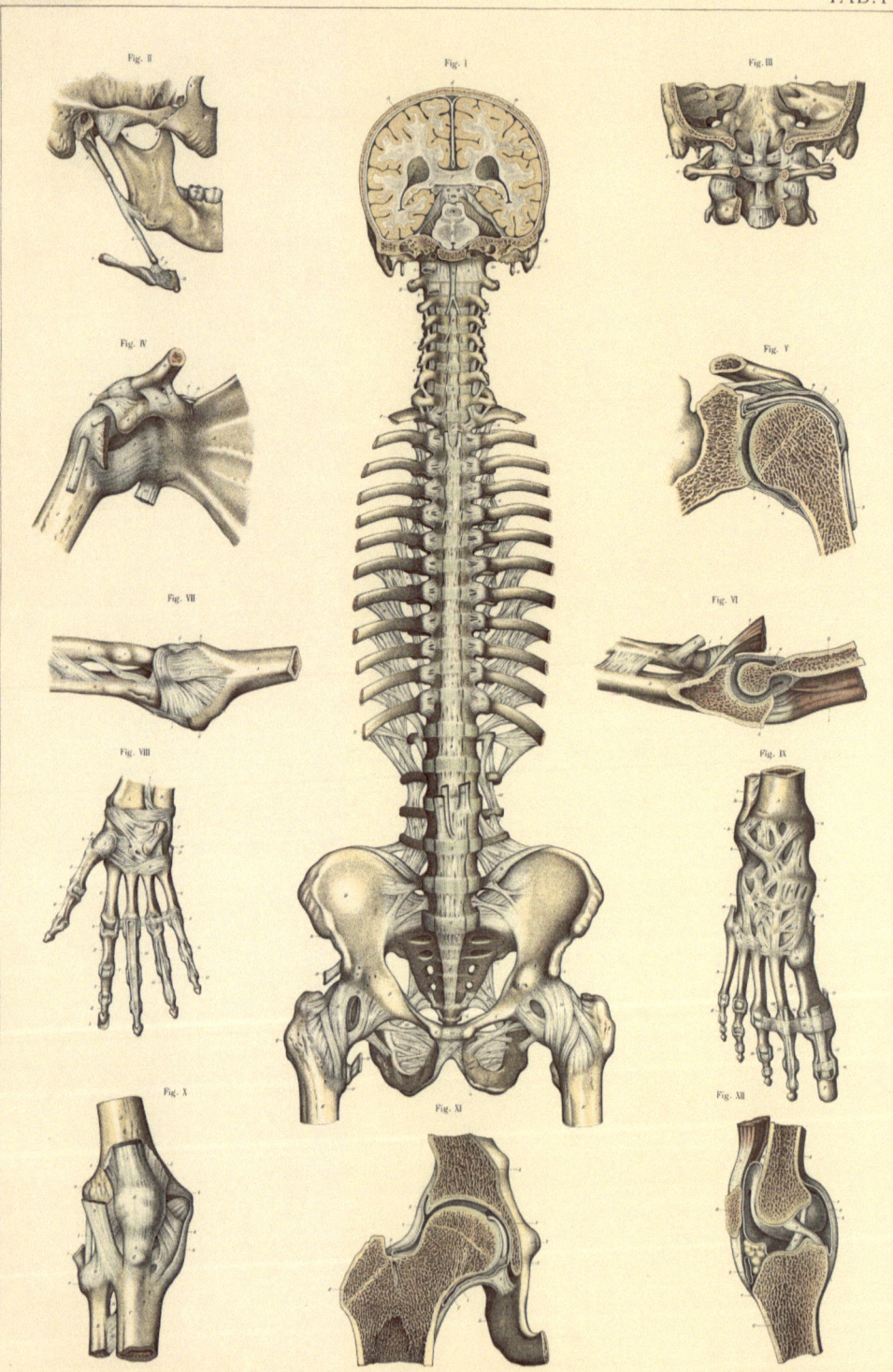

MYOLOGIA TAB. V

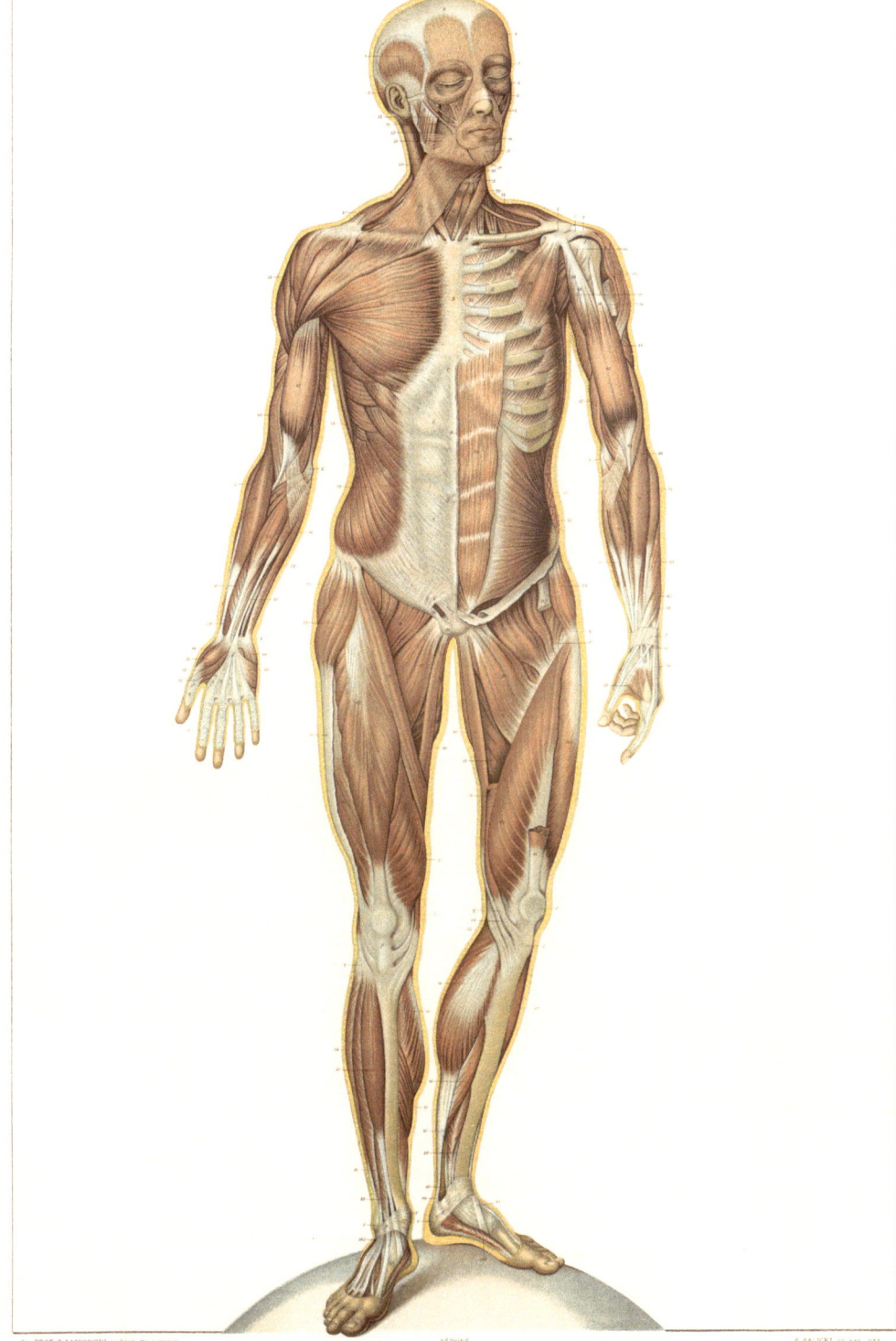

MYOLOGIA TAB. VI

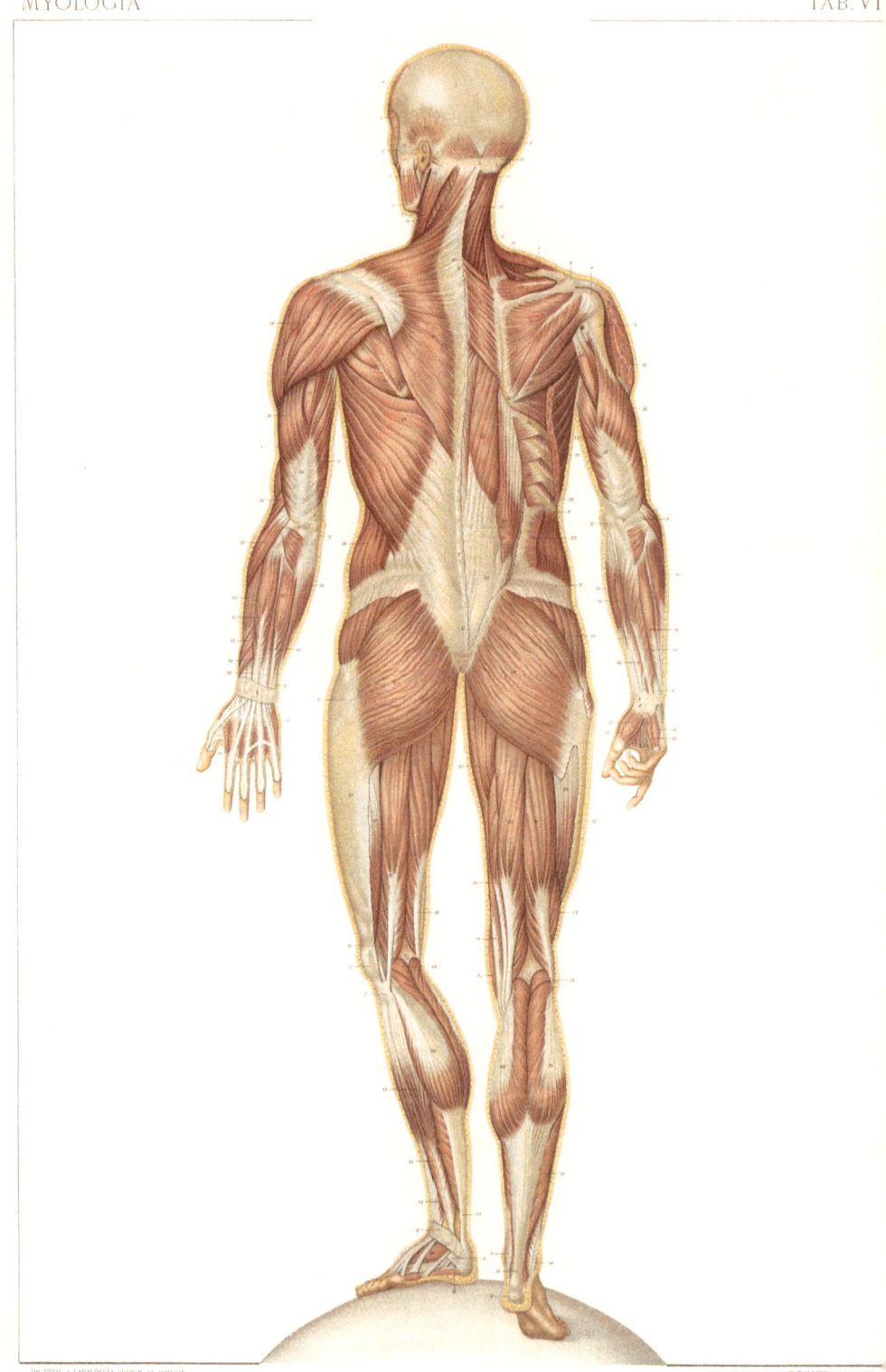

ANGIOLOGIA　　　　　　　　　　　　　　　　　　　　　　　　TAB. VIII

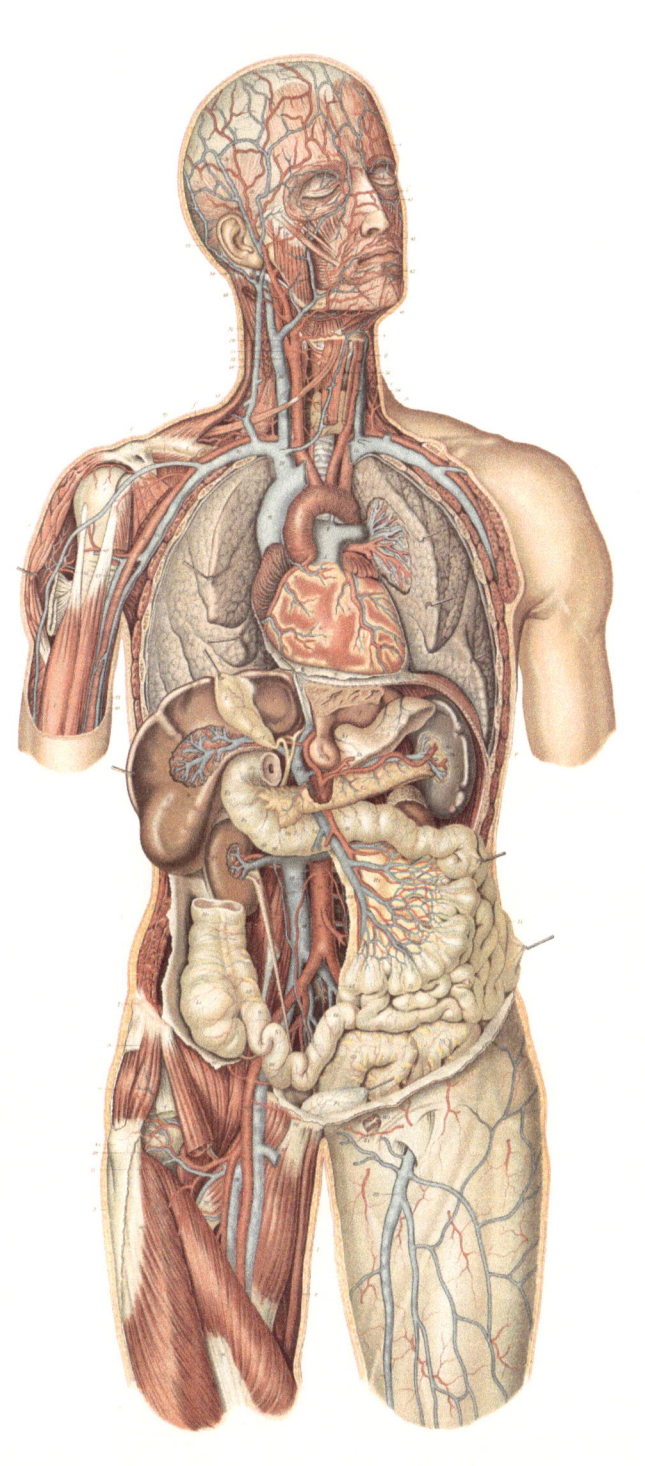

ANGIOLOGIA TAB. IX

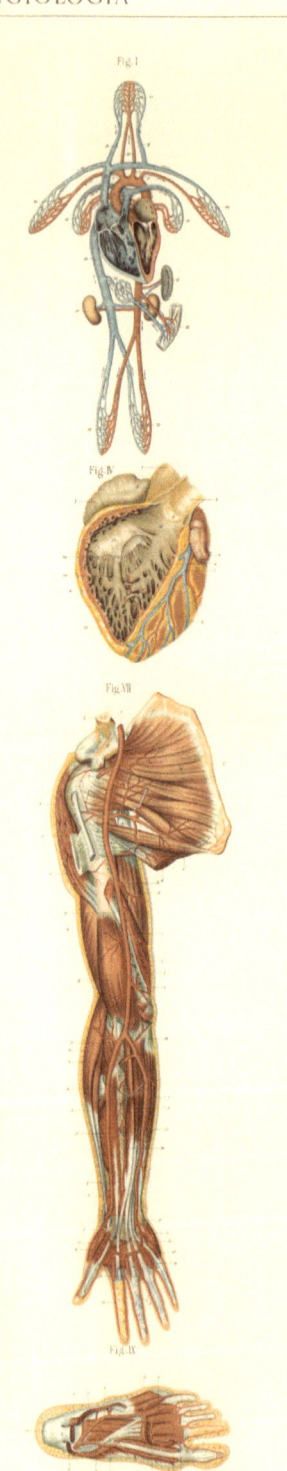
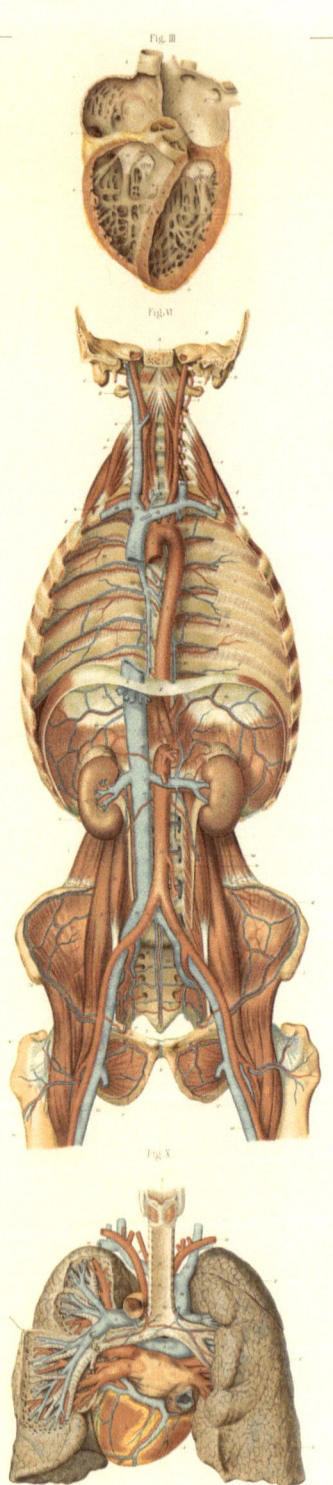
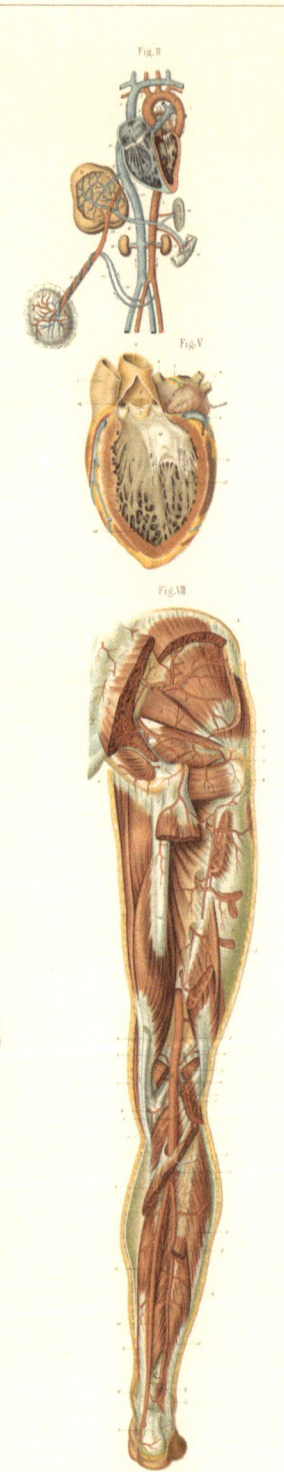

ANGIOLOGIA   TAB. X

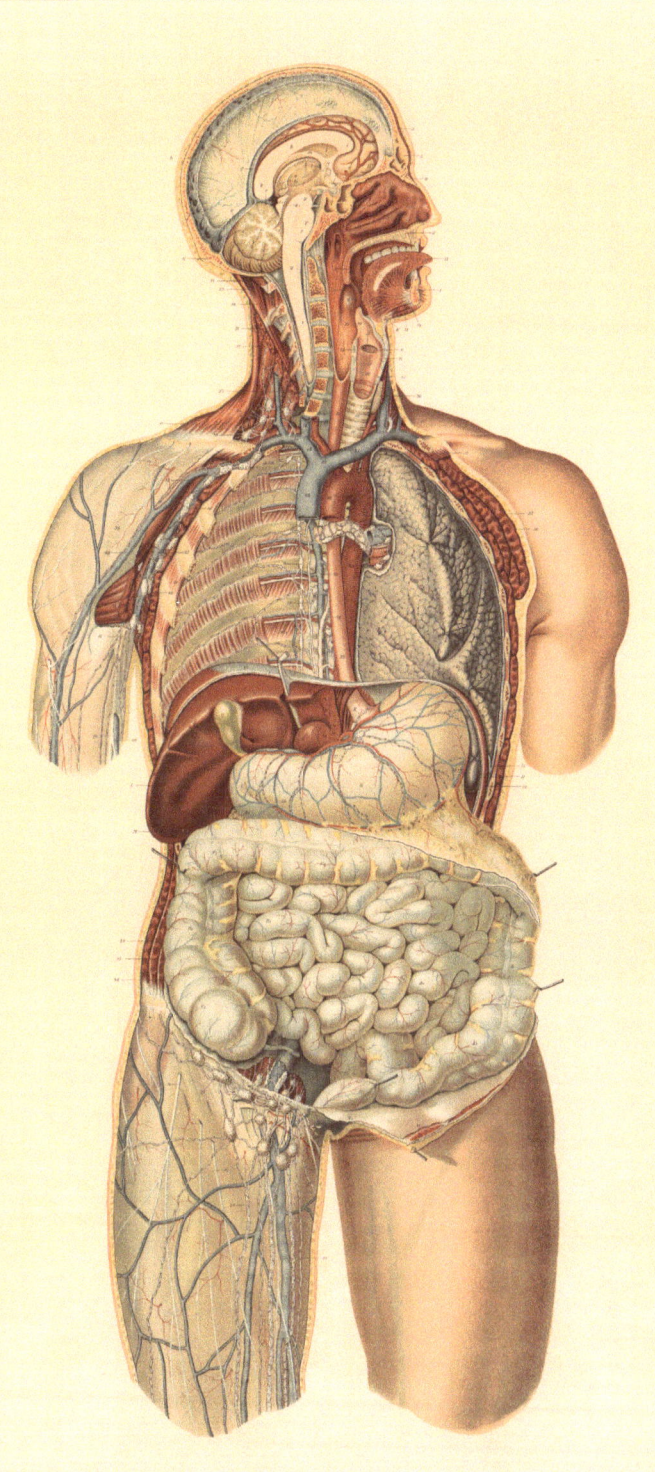

Splanchnologia

Tab. XI

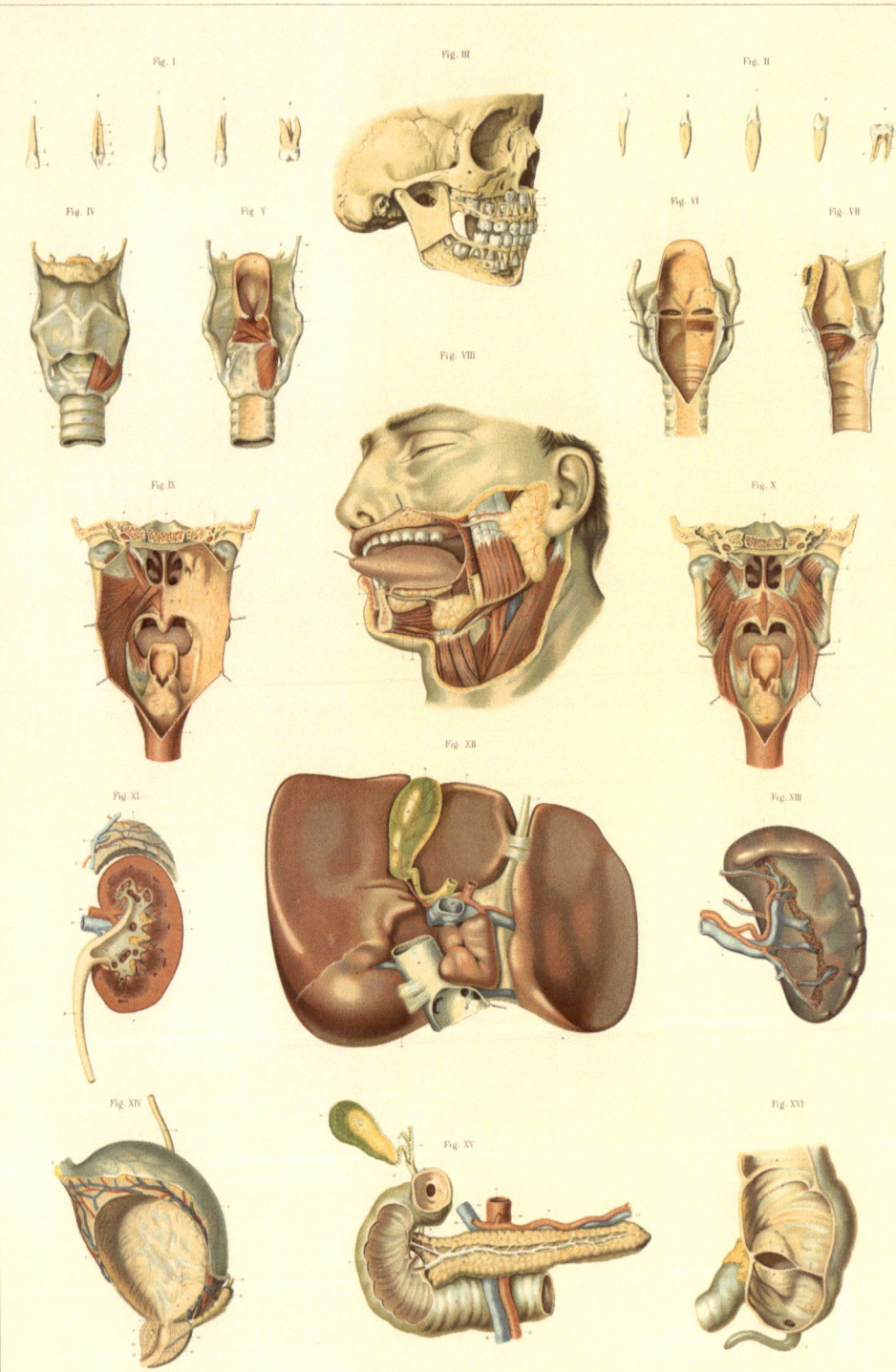

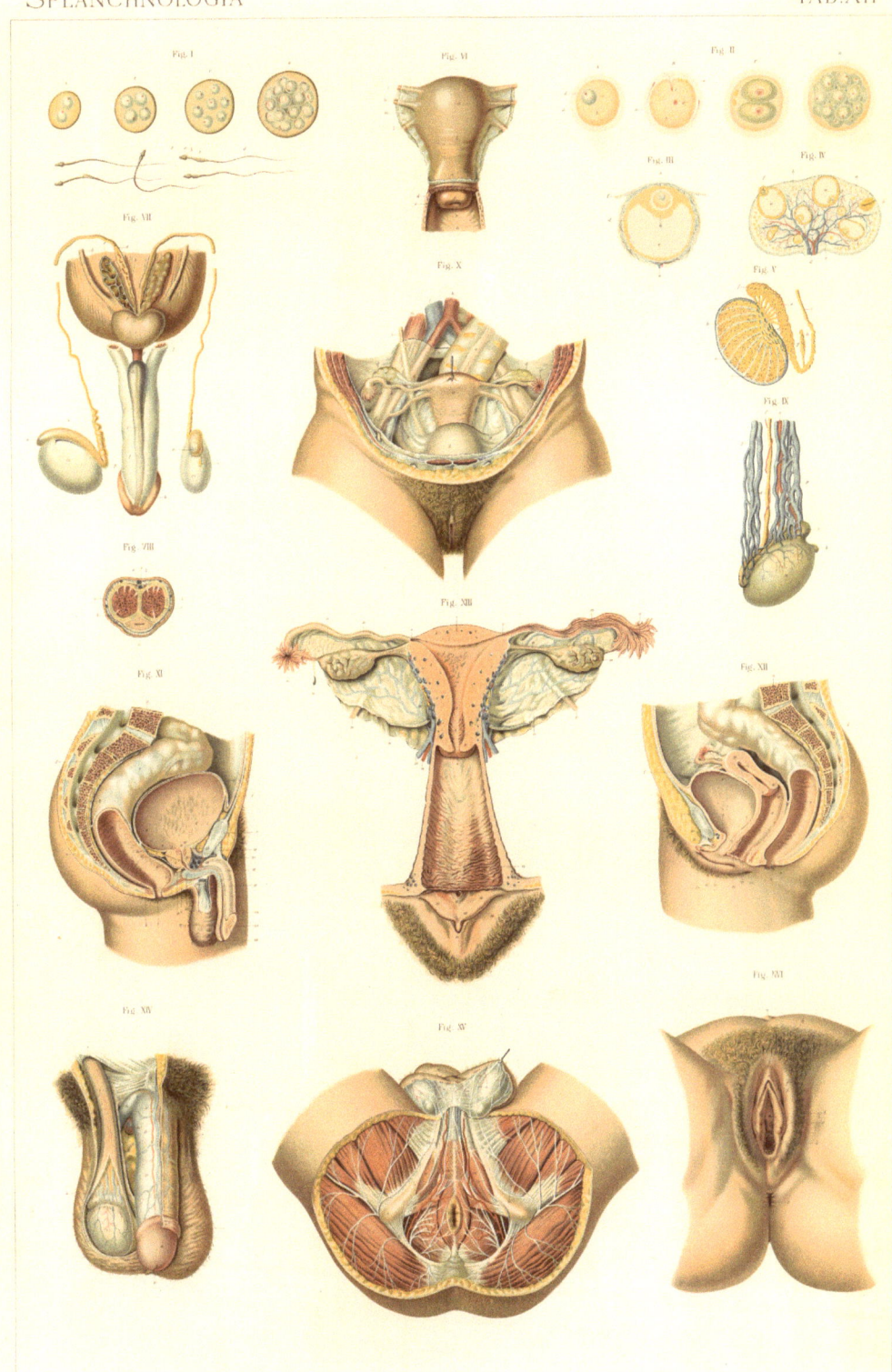

NEUROLOGIA   TAB. XIII

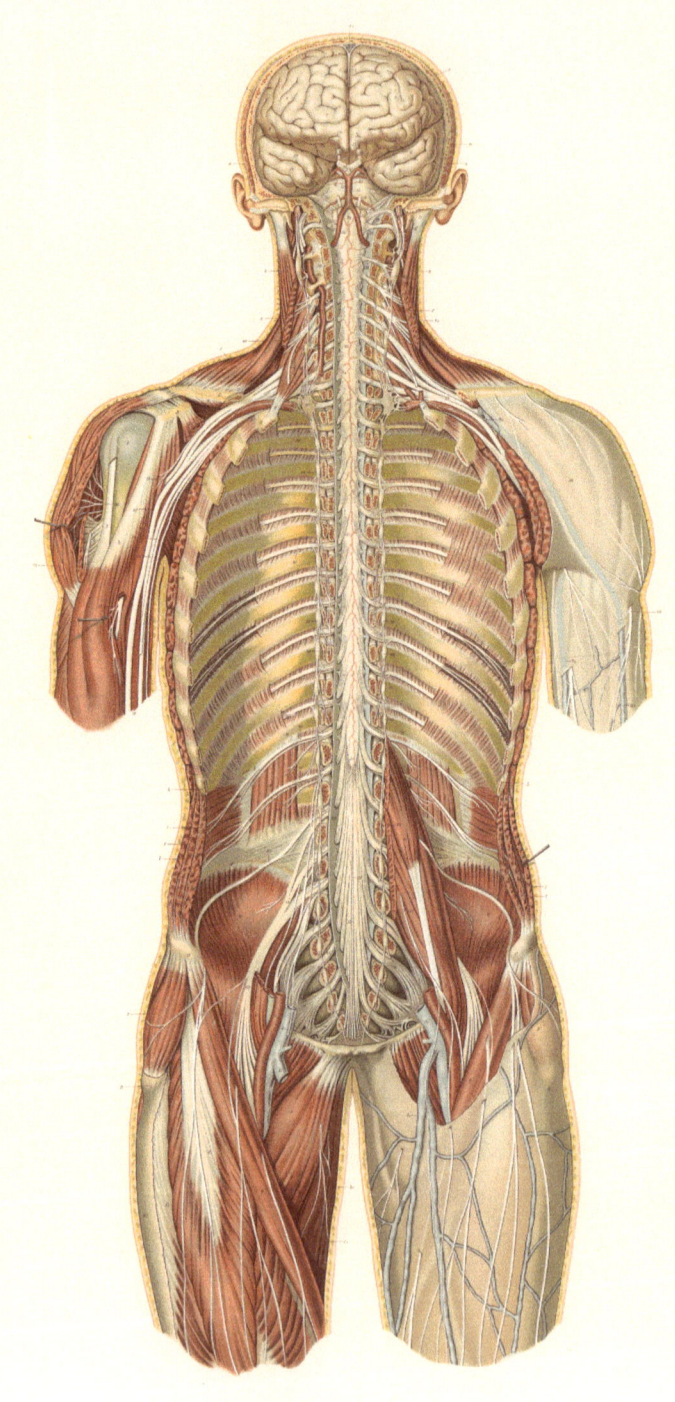

NEUROLOGIA TAB. XIV

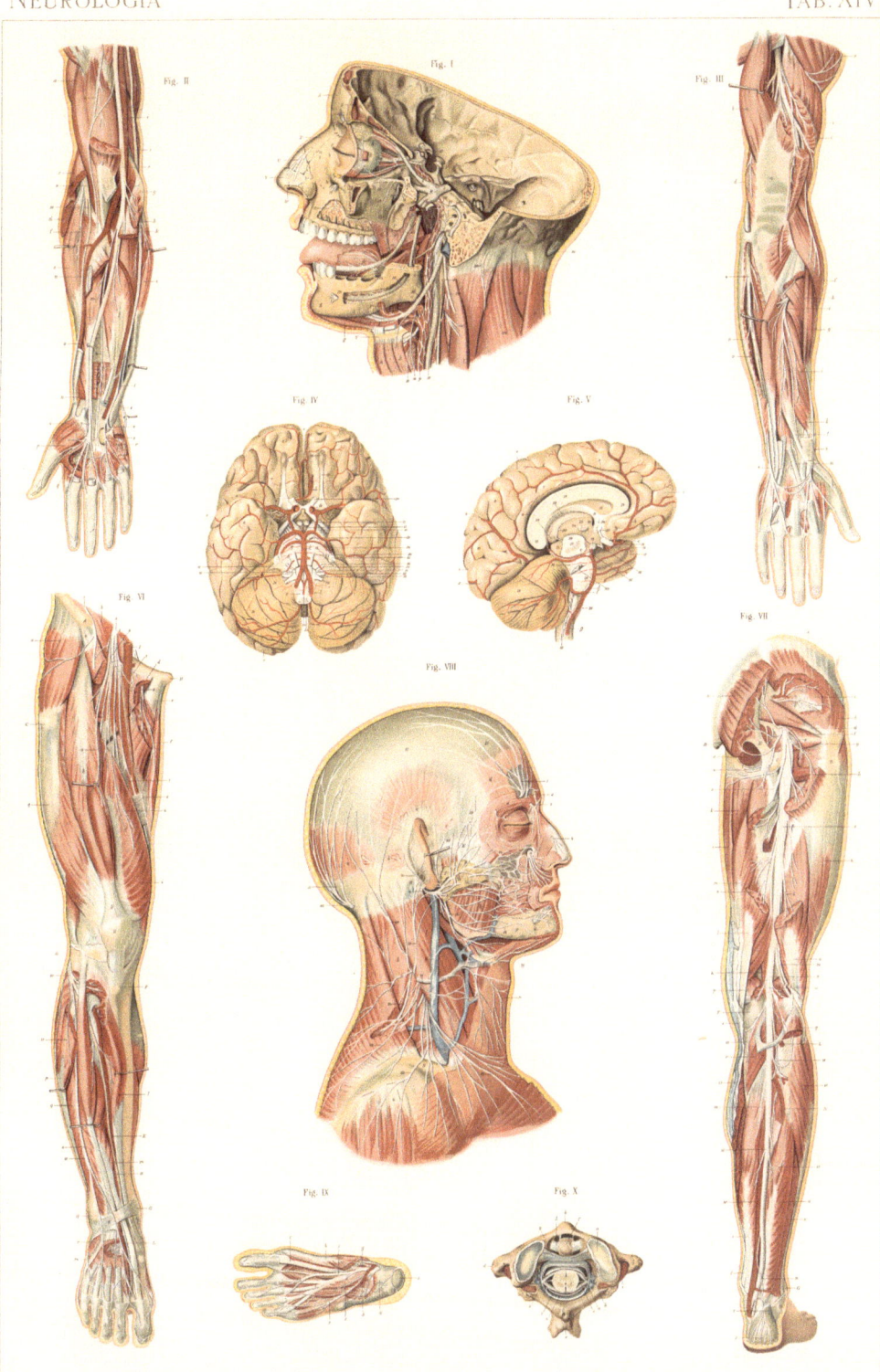

Neurologia

Tab. XV

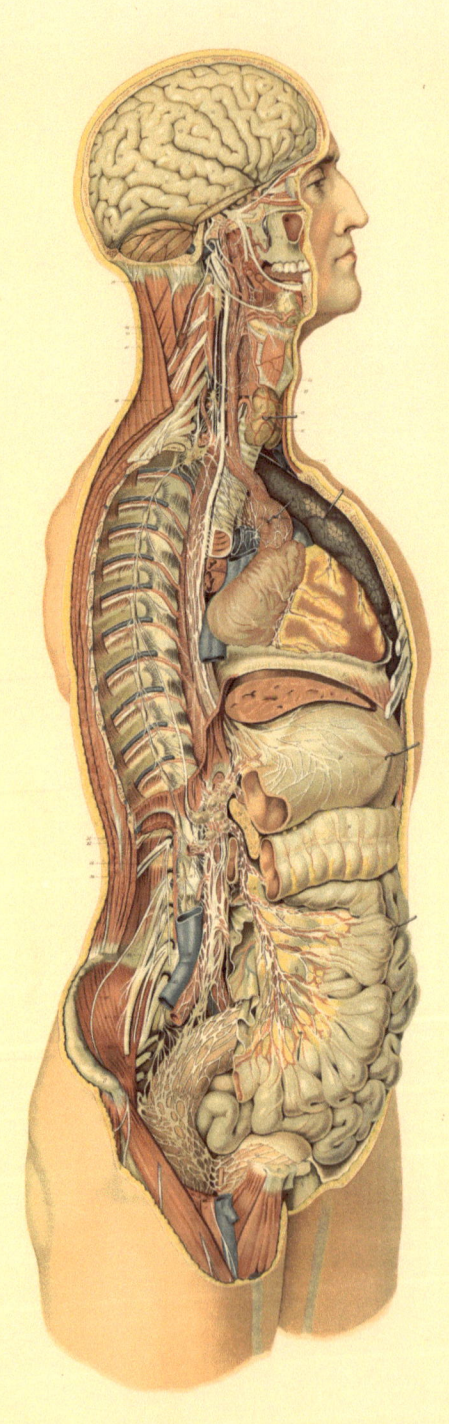

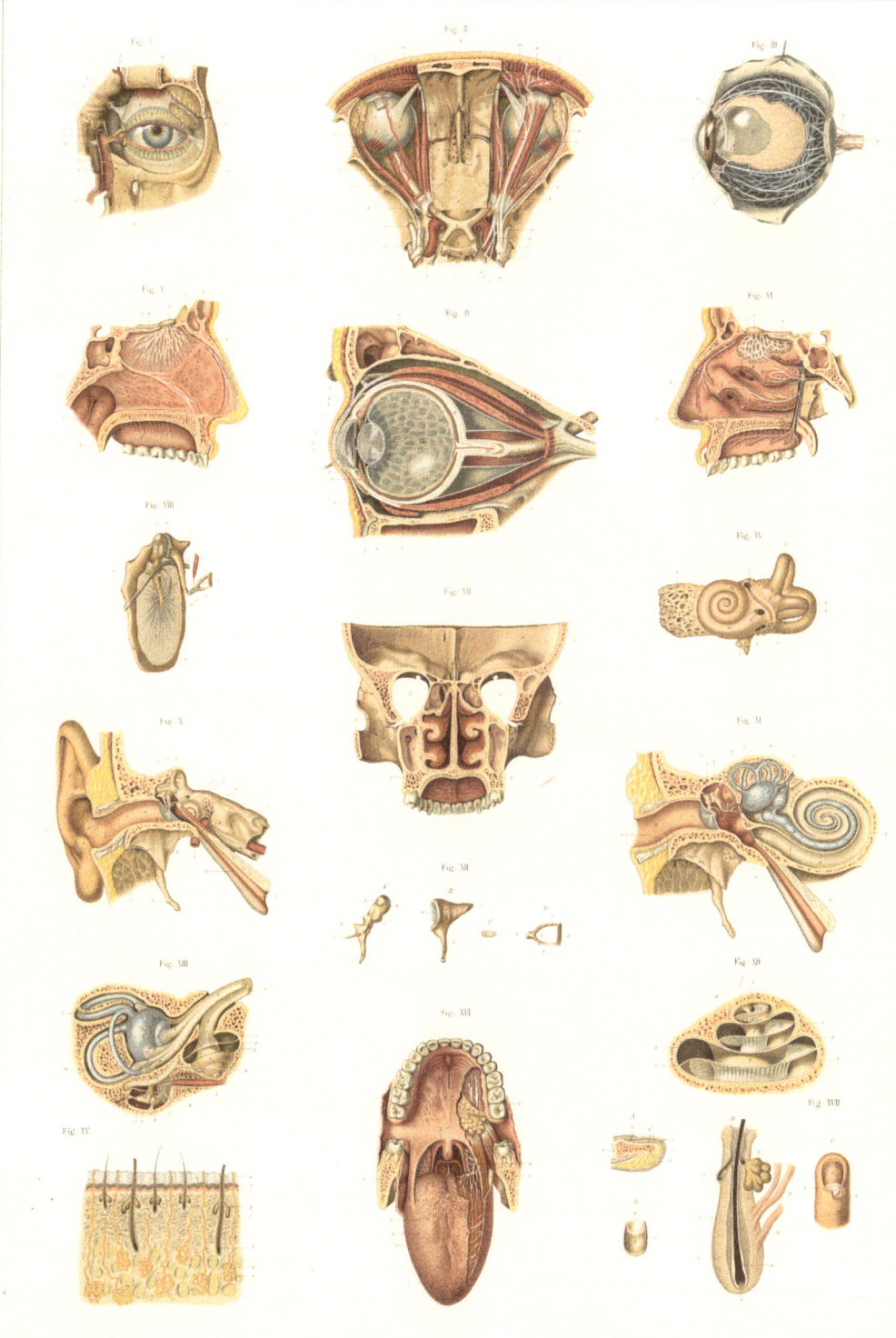
Aestesiologia — Tab. XVI

BIBLIOGRAFÍA:

1. Laskowski, S., 1894. Anatomie Normale Du Corps Humain. Genève: [éditeur non identifié].
2. Rytel, A., 1961. Polish Contributions To Medical Science. Chicago: Polish medical history and Science Foundation.
3. Renouard, P. and Villanueva, P., 1871. Historia De La Medicina, Desde Su Origen Hasta El Siglo XIX. Salamanca: Imprenta de Sebastián Cerezo.

www.ingramcontent.com/pod-product-compliance
Lightning Source LLC
Chambersburg PA
CBHW040350220526
45473CB00009B/2839